BEI GRIN MACHT SICH IHR WISSEN BEZAHLT

- Wir veröffentlichen Ihre Hausarbeit, Bachelor- und Masterarbeit

- Ihr eigenes eBook und Buch - weltweit in allen wichtigen Shops

- Verdienen Sie an jedem Verkauf

Jetzt bei www.GRIN.com hochladen und kostenlos publizieren

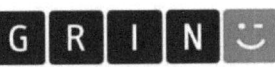

Gruppierungs-Algorithmus des deutschen DRG-Systems. Entgeltsysteme im Gesundheitswesen

Arnulf Willms

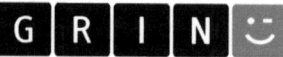

Bibliografische Information der Deutschen Nationalbibliothek:

Die Deutsche Nationalbibliothek verzeichnet diese Publikation in der Deutschen Nationalbibliografie; detaillierte bibliografische Daten sind im Internet über http://dnb.d-nb.de abrufbar.

ISBN: 9783346612823
Dieses Buch ist auch als E-Book erhältlich.

© GRIN Publishing GmbH
Nymphenburger Straße 86
80636 München

Druck und Bindung: Books on Demand GmbH, Norderstedt Germany
Gedruckt auf säurefreiem Papier aus verantwortungsvollen Quellen

Das vorliegende Werk wurde sorgfältig erarbeitet. Dennoch übernehmen Autoren und Verlag für die Richtigkeit von Angaben, Hinweisen, Links und Ratschlägen sowie eventuelle Druckfehler keine Haftung.

Das Buch bei GRIN: https://www.grin.com/document/1184361

Hausarbeit

Entgeltsysteme im Gesundheitswesen

Studienganz MBA für Ärzte

SRH The Mobile University , Riedlingen, 2021

Inhaltsverzeichnis

Abkürzungsverzeichnis

Ärzte-ZV	Zulassungsverordnung Ärzte
AHB	Anschlussheilbehandlung
AWMF	Arbeitsgemeinschaft Wissenschaftlicher Medizinischer Fachgesellschaften
ASV	Ambulante Spezialfachärztliche Versorgung
BMV-Ä	Bundesmantelvertag-Ärzte
bzgl.	bezüglich
ca.	circa
d.h.	das heißt
DRG	Diagnosis Related Groups
EBM	Einheitlicher Bewertungsmaßstab
f.	folgende
ff.	fortfolgende
G-BA	Gemeinsamen Bundesausschusses
ggf.	gegebenenfalls
GKV	Gesetzliche Krankenversicherung
GKV-VSG	GKV-Versorgungsstärkungsgesetz
GSG	Gesundheitsstrukturgesetz
HD	Hauptdiagnose
Hrsg.	Herausgeber
ICD	Internationale statistische Klassifikation der Krankheiten und verwandter Gesundheitsprobleme
InEK	Institut für das Entgeltsystem im Krankenhaus
inkl.	Inklusive
Kap.	Kapitel
KBV	Kassenärztliche Bundesvereinigung
KHEntgG	Krankenhausentgeltgesetz
KHK	Krankenhausfinanzierungsgesetz
KV(en)	Kassenärztliche Vereinigung(en)
MBO-Ä	Musterberufsordnung für Ärzte
MVZ	Medizinisches Versorgungszentrum
ND	Nebendiagnose
OPS	Operationen und Prozedurenschlüssel
MDC	Major Diagnostic Category
SGB	Sozialgesetzbuch
sog.	sogenannte(r)
u.a.	und andere; unter anderem

| usw. | und so weiter |
| v.a. | vor allem |

Abbildungsverzeichniss

Tabellenverzeichnis

Teilaufgabe 1

Schritte im Gruppierungs-Algorithmus des deutschen DRG-Systems - Vor- und Nachteile des DRG-Systems aus der Sicht eines Krankenhauses als Unternehmen

Im Jahr 1972 wurde mit der Verabschiedung des Krankenhausfinanzierungsgesetztes (KHK) der Grundstein für eine duale Krankenhausfinanzierung gelegt (KHG 1972). Auf der Grundlage des Krankenhausentgeltgesetzes wurden als Instrument der Standardisierung der Vergütung 2003 die Diagnosis Related Groups (DRGs) eingeführt, die der Finanzierung der Betriebskosten der Kliniken in der dualen Krankenhausfinanzierung dienen (Busse et al. 2017a; KHEntgG 2002; Tuschen u. Trefz 2004). Ziel der DRGs ist es die Heterogenität der am Patienten vollzogenen innerklinischen Diagnostik und Therapie in Gruppen zusammen zu fassen, die idealerweise in der Lage sind, Patienten mit vergleichbaren Diagnosen, Nebendiagnosen und diagnostischen wie therapeutischen Maßnahmen sowie schlussendlich den Aufwand der Maßnahmen und damit die verursachten Kosten möglichst zuverlässig abzubilden. Das im Jahr 2001 gegründete Institut für das Entgeltsystem im Krankenhaus (InEK) war mit der flächendeckenden Einführung des DRG-Systems in Deutschland betraut und beschäftigt sich seit dieser mit der kontinuierlichen Weiterentwicklung des Systems und der jährlichen Überarbeitung des Fallpauschalenkatalogs auf der Grundlage der Kosten- und Leistungsdaten der deutschen Krankenhäuser (Geissler et al. 2011).

Der jährlich aktualisierte Fallpauschalenkatalog stellt eine Auflistung der abrechenbaren DRGs dar. Aktuell existieren 1275 Fallpauschalen (GKV-Spitzeverband 2021). Laut KHG §17b hat das DRG System die Eigenschaften der durchgängigen, leistungsorientierten und pauschalierenden Systematik (§17b KHG 1972). Um eine sinnvolle Zuordnung zu Gruppen zu erreichen, die diese Ziele erfüllt, erfolgt ein aufwändiger Prozess der Eingruppierung (sog. Grouping), das computergestützt durch Programme, die sog. Grouper allgorithmusbasiert vollzogen wird. Hierbei erfolgt eine Gruppierung stets eindeutig, d.h. bei gleichem Datensatz wird stets die gleiche DRG zugeordnet (Keun & Prott 2008).

Unabdingbare Voraussetzungen eines suffizienten Groupings sind:

- die korrekte Codierung der Diagnosen und Nebendiagnosen durch das ICD-10 Klassifikationssystem (ICD-10 2021)
- die korrekte Erfassung der Maßnahmen (diagnostisch, interventionell, operativ) mittels der zugehörigen OPS-Schlüssel (Operationen- und Prozedurenschlüssel) (OPS 2021),
- die Erfassung patientenbezogener biometrischer Variablen wie Alter, Geschlecht, Gewicht,
- die Erfassung der Entlassungsart (nach Hause entlassen, in eine andere Klinik verlegt, verstorben, in die AHB (Anschlussheilbehandlung) verlegt und die innerklinische

Verweildauer (Busse 2017b, Reimbustment Institute 2021a)

Der Gruppierungsprozess lässt sich in 3 Hauptschritte mit jeweiligen Unterschritten logisch untergliedern:

- Zuordnung MDC (Major Diagnostic Group)/prä MDC/Fehler DRG
- Zuordnung der Partition operativ, andere und medizinisch
- Einteilung der Basis DRG nach Ressourcenverbrauch

Es ergibt sich durch den Grouping-Prozess ein vierstelliger Code aus zunächst einem Buchstaben (Kennzeichnung der MDC/prä MDC/Fehler DRG), 2 Zahlen (Partition operativ, andere oder medizinisch) und zuletzt erneut einem Buchstaben, der den Ressourcenverbrauch abbilden soll.

Dies wird in Abbildung 1 veranschaulicht werden.

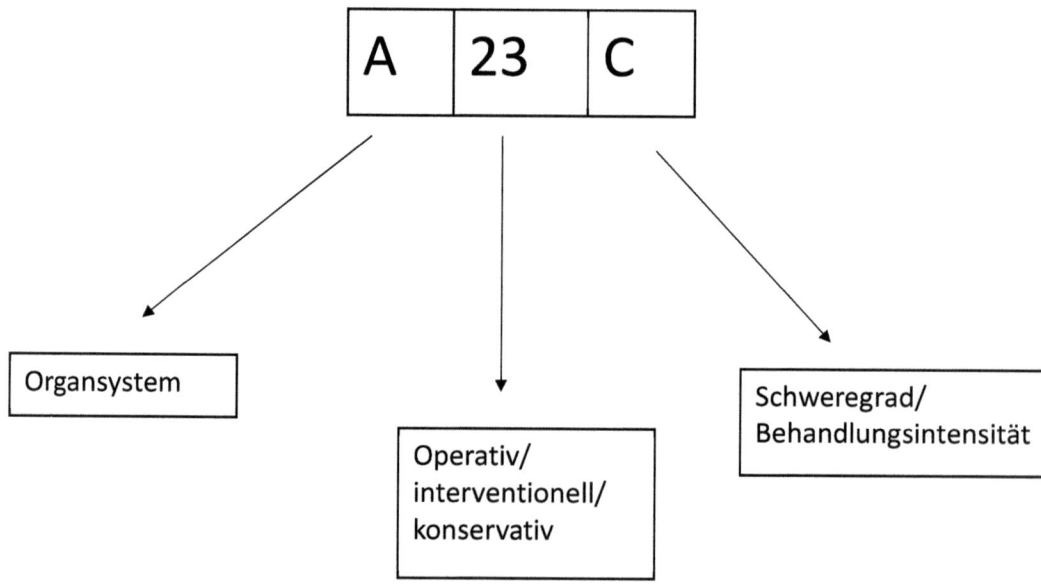

Abbildung 1: Zusammensetzung der DRG-Codes

Der erste Schritt des Gruppings kann in 3 Teilprozesse untergliedert werden. Im ersten Teilprozess des ersten Schritts der Gruppierung wird der kodierte Entlassdatensatz auf Widersprüche und Unplausibilitäten überprüft. Sollte ein Widerspruch oder eine unplausible Kodierung vorliegen, so wird dem Fall eine sog. Fehler-DRG zugewiesen. Im zweiten Teilprozess des ersten Schritts des Gruppierungsalgorithmus werden sog. Sondertatbestände herausgefiltert. Hierzu gehören besonders aufwands- und kostenintensive Fälle (v.a. Transplantationen und Langzeitbeatmungen) und Fälle, die nach der Logik des DRG-Systems nicht einem Organ zuzuordnen sind. Die Sondertatbestände werden in eine sog. Prä-MDC (Major Diagnostic Category) eingeteilt. Die Ausgliederung erfolgt, da der Aufwand dieser Sondertatbestände nicht nach Zuordnung zu einem Organsystem kosten- und aufwandsbezogen abbildbar sind.

Sollte weder eine Fehler-DRG noch eine Prä-MDC vergeben werden, so erfolgt nun im dritten Teilprozess des ersten Schritts die Zuordnung des Falls zu einer organsystembezogenen MDC. Insgesamt existieren neben der Fehler-DRG und der Prä-MDC 23 organbezogene MDCs, wobei die MDC 18 (HIV, Infektionen) und die MDC 21 (Polytrauma, Verletzungen, Vergiftungen) noch in A und B unterteilt werden. Tabelle 1 stellt die MDCs dar. Jeder MDC außer den Fehler DRGs ist ein Buchstabe zugeordnet, der dann gleichzeitig den ersten Bestandteil des DRG-Codes darstellt.

Buchstabe	Major Diagnostic Category	Bezeichnung
A	Prä MDC	Sonderfälle (Langzeitbeatmung, Transplantationen u. ä.)
B	MDC 01	Krankheiten und Störungen des Nervensystems
C	MDC 02	Krankheiten und Störungen des Auges
D	MDC 03	Krankheiten und Störungen des Ohres, der Nase, des Mundes und des Halses (HNO)
E	MDC 04	Krankheiten und Störungen der Atmungsorgane
F	MDC 05	Krankheiten und Störungen des Kreislaufsystems
G	MDC 06	Krankheiten und Störungen der Verdauungsorgane
H	MDC 07	Krankheiten und Störungen an hepatobiliärem System und Pankreas
I	MDC 08	Krankheiten und Störungen an Muskel-Skelett-System und Bindegewebe
J	MDC 09	Krankheiten und Störungen an Haut, Unterhaut und Mamma
K	MDC 10	Endokrine, Ernährungs- und Stoffwechselkrankheiten
L	MDC 11	Krankheiten und Störungen der Harnorgane
M	MDC 12	Krankheiten und Störungen der männlichen Geschlechtsorgane
N	MDC 13	Krankheiten und Störungen der weiblichen Geschlechtsorgane
O	MDC 14	Schwangerschaft, Geburt und Wochenbett
P	MDC 15	Neugeborene
Q	MDC 16	Krankheiten des Blutes, der blutbildenden Organe und des Immunsystems

R	MDC 17	Hämatologische und solide Neubildungen
S	MDC 18A	HIV
T	MDC 18B	Infektiöse und parasitäre Erkrankungen
U	MDC 19	Psychische Krankheiten
V	MDC 20	Alkohol- und Drogengebrauch und alkohol- und drogeninduzierte psychische Störungen
W	MDC 21A	Polytrauma
X	MDC 21B	Verletzungen, Vergiftungen und toxische Wirkungen von Drogen und Medikamenten
Y	MDC 22	Verbrennungen
Z	MDC 23	Faktoren, die den Gesundheitszustand beeinflussen, und andere Inanspruchnahme des Gesundheitswesens
	Fehler DRG	Unplausibilitäten, Fehlcodierungen

Tabelle 1: Auflistung der 23 MDCs, der Fehler DRG und der prä MDC

Im nächsten Schritt werden die MDCs anhand der durchgeführten Prozeduren in die 3 Kategorien operative, andere und medizinische unterteilt. Dies wird durch eine zweistellige Zahl wiedergegeben. Die Zahlen 01 bis 39 beinhalten die operativen Fälle, die Zahlen 40 bis 59 die sonstigen, in der Regel interventionellen Fälle und schließlich die Zahlen 60 bis 99 die medizinischen sprich konservativen Fälle.

Die vierte Stelle des DRG-Codes schließlich ist erneut ein Buchstabe, der den Ressourcenverbrauch widerspiegelt, der in etwa der ökonomischen Relevanz innerhalb der MDC und der Partition entspricht. Diese letzte Einteilung erfolgt in die Buchstaben A bis F wobei A dem höchsten und F dem niedrigsten Ressourcenverbrauch entspricht (InEk 2021). Wenn keine Unterteilung vorgenommen wird steht an letzter Stelle ein Z.

Jeder DRG, die so ermittelt wurde ist ein sogenanntes Relativgewicht zugeordnet, das im Rahmen der Abrechnung mit dem Basisfallwert multipliziert wird und als Ergebnis der Multiplikation einen Produktwert in Euro ergibt, der die DRG-Vergütung darstellt. Der Landesbasisfallwert für das Land Rheinland-Pfalz beträgt seit dem 1.1.2021 3.851,85 Euro, so dass eine DRG mit dem Relativgewicht 1 genau mit 3.851,85 Euro vergütet wird (VDEK 2021). Um das Relativgewicht zu ermitteln, errechnet das InEK jedes Jahr für jede DRG den Durchschnitt der Behandlungskosten, um diesen anschließend ins Verhältnis zum Durchschnitt aller Krankenhausfälle zu setzen. Die Höhe der Landesbasisfallwerte also die Vergütung für eine DRG mit dem Relativgewicht 1 werden durch die Krankenkassen und die Krankenhausgesellschaft auf Landesebene jährlich festgesetzt.

Das deutsche DRG-System ist nun über viele Jahre gewachsen und auf der Grundlage der erhobenen Daten der deutschen Krankenhauslandschaft fortentwickelt worden, ist jedoch seit seiner Einführung teils heftiger Kritik ausgesetzt (Krankenhaus statt Fabrik 2020, Reimbustment Institute 2021b).

Denn so gut und nachvollziehbar der Grundgedanke eines transparenten durchgängigen, leistungsorientierten und pauschalierenden Vergütungsystem auch ist, so herausfordernd ist dessen Entwicklung, Weiterentwicklung und kontinuierliche Anpassung an die sich dynamisch entwickelnden medizinischen und sozioökonomischen Gegebenheiten. Aus Sicht des Krankenhauses als Wirtschaftsunternehmen ist eine differenzierte Betrachtung des DRG-Systems erforderlich, da es sowohl Vor- als auch Nachteile mit sich bringt. Zunächst zu den Vorteilen. Die vor der Einführung des DRG Systems in Deutschland seit 1972 bestehende Vergütung durch tagesgleiche Pflegesätze wurde den sozioökonomischen Anforderungen des neuen Jahrtausends nicht mehr gerecht (Wanek1994, S.145).

Hier wurden dem Finanzierungsträger der Krankenhäuser für jeden Behandlungstag ein Pauschalbetrag erstattet, was einen Fehlanreiz zur Verlängerung des Krankenhausverweildauern führt und dadurch die Kosten im System unnötig erhöht und unnötig Ressourcen in den Kliniken gebunden hat.

Durch Implementierung des DRG-Systems wurde erstmals im deutschen Gesundheitssystem ein nachvollziehbarer Leistungsbezug in die Betriebskostenfinanzierung der Krankenhäuser gebracht. Dadurch entstand ein wettbewerbsorientiertes System

Der erbrachte Leistungsumfang einer Klinik kann somit gestützt durch eine algorithmenbasierte IT-gestützte Klassifikationsmethode wirklichkeitsnah abgebildet und erfasst werden. Im Idealfall erfolgt dann eine gleiche Vergütung für gleiche Leistung, so dass die Entlohnung unmittelbar und nachvollziehbar mit der Leitung verknüpft ist. Schussendlich entspricht dann das Budget des Krankenhauses dem Aufwand der erbrachten Leistungen. Dadurch werden faire Wettbewerbsbedingungen geschaffen und zudem Anreize für eine effiziente und ressourcenschonende Leistungserbringung gegeben. Es wird ein sog. Yardstick-Competition-Mechanismus induziert d. h. es werden explizit Anreize für eine ständige Steigerung der Effizienz gesetzt (Shleifer 1985, Lauterbach et al. 2013, S.173).

Das DRG-System bringt somit aus volks- und betriebswirtschaftlicher Sicht Transparenz in das System der Leistungserbringung und ermöglicht darüber hinaus den Vergleich zwischen unterschiedlichen Institutionen. Durch einen fortwährenden Vergleich und ein Benchmarking ist es möglich personelle und materielle Ressourcen effektiver zu nutzen, da nun Leistung in gewisser Weise quantifizierbar ist. Dies kann durch ein Zusammenwirken zwischen Krankenhauscontrolling und Krankenhausmanagement zu einer sinnhaften Steigerung der Ressourcennutzung beitragen, was nicht nur dem gesamten volkswirtschaftlichen System dient, sondern jeder einzelnen Klinik und jedem übergeordneten Träger.

Neben diesen nachvollziehbaren grundsätzlichen Vorteilen, die sich nicht zu negieren sind, birgt die aktuelle Ausgestaltung des Systems aus Sicht der Krankenhäuser etliche

Herausforderungen, Schwierigkeiten und Nachteile.

Der deutsche Ethikrat fasst die möglichen negativen Konsequenzen einer Ökonomisierung der stationär erbrachten Medizin treffend zusammen und sieht die Arzt-Patient-Beziehung in Gefahr: „Zwingt eine angespannte Marktsituation im stationären Versorgungssektor hingegen zu einem Konkurrenzkampf um beschränkte Ressourcen, sodass damit die Existenzfrage für ein Krankenhaus oder eine Fachabteilung in einem Krankenhaus verbunden ist, besteht die Gefahr, dass fremdnützige Aspekte (...) in die Behandlungssituation und die Arzt-Patient-Beziehung einfließen. In diesem Fall geraten die Normsysteme einer dem Patientenwohl verpflichteten medizinischen Ethik und einem Handeln primär nach ökonomischen Grundsätzen in Konflikt" (Deutscher Ethikrat 2016).

Die nachteiligen Folgen des DRG-Systems kann man in grundsätzliche und spezifische unterteilen. Grundsätzliche Eigenschaften und Folgen eines leistungsbezogenen pauschalierenden Entgeltsystems sind systemimmanent und in gewisser Weise unveränderlich. Spezifische Eigenschaften und deren Folgen sind modifizierbar.

Durch die Einführung des DRG-Systems werden die Kliniken einem starken wirtschaftlichen Druck ausgesetzt. Dieser wird durch die seit Jahren rückläufigen bereitgestellten Mittel der öffentlichen Hand für die Investitionskostenfinanzierung aggraviert.

Die Einführung des Systems bedingt grundsätzlich einen aufwändigen Prozess, um die erbrachten Leistungen adäquat systemkonform abzubilden. So ist eine exakte Erfassung eines jeden Falls hinsichtlich der Parameter Diagnosen, Nebendiagnosen, Prozeduren und Beatmungsdauer, biometrischer Daten etc. unerlässlich, die vom Aufwand her die reine Erfassung von Krankenhaustagen um ein Vielfaches übertrifft. Dazu müssen die personellen Ressourcen geschaffen werden, d.h. es muss Personal beschäftigt, ausgebildet und kontinuierlichem dem dynamischen System angepasst geschult und weitergebildet werden. Dies ist ein nicht zu vernachlässigender Kostenfaktor. Hierbei muss man sich zunächst entscheiden, ob ein zentrales oder ein dezentrales Codieren stattfinden soll. Der Vorteil des zentralen ist, dass es durch das Personal durchgeführt wird, dass den Patienten behandelt. Der Nachteil ist hierbei, dass zum einen das behandelnde Personal, dass ohnehin einer großen Arbeitsbelastung ausgesetzt ist, eine weitere und zusätzliche Aufgabe erhält und möglicherweise dadurch als Kofaktor überlastet und frustriert werden könnte und zum anderen dieses Personal den Leistungserfassungsprozess oftmals – auch aufgrund teils mangelnder Schulung – nicht mit der Nachhaltigkeit durchführt wie eigens dafür eingesetztes und ausgebildetes Personal in einem zentralen Kodierelement. Zusammenfassung bedeutet der Prozess der Leistungsabbildung einen eigenen bedeutsamen kostenintensiven Prozess, der durch die Krankenhausführung implementiert und kontinuierlich fortentwickelt werden muss. Neben der reinen Leistungserfassung sind weitere innerklinische Abteilungen zu schaffen bzw. zu erweitern. So stellt das DRG-System große Herausforderung an ein

Krankenhauscontrolling zur Aufbereitung und Darstellung der Leistungsdaten und aber auch an das Krankenhausmanagement, das als Integrationsleistung der ihm präsentierten Daten Strategien zur Effizienzsteigerung entwickeln und deren Umsetzung initiieren muss. Dieser Prozess war vor der Einführung des DRG-Systems ein anderer und insgesamt im Aufwand nicht vergleichbar. Demnach verursacht das DRG-System, das einer ökonomischen Ressourcenausschöpfung dienen soll, systemimmanent eigene Kosten und einen nicht zu vernachlässigenden eigenen Ressourcenverbrauch.

Krankenhäuser müssen ihre Betriebskosten über das DRG-System decken. Jedoch sind nicht alle Betriebskosten im DRG-System, das ja fallbasiert aufgestellt ist, abgebildet. So sind im aktuell existierenden System gewissen Gegebenheiten nicht exakt abzubilden, was im Detail einem nicht vergüteten Ressourcenverbrauch entspricht. Insbesondere Kosten zur Vorhaltung sind nicht separat zu vergüten, sondern wenn im Gesamtsystem integriert. Hierunter fallen Kosten für die Vorhaltung bedarfsnotwendiger Ressourcen und Einrichtungen, die sich in ihrer Notwendigkeit und der Ressourcenintensität von Klinik zu Klinik unterscheiden. Hierzu gehören beispielsweise die Vorhaltung von Kreißsälen und Intensivstationen. Auch Kosten für Forschung und Ausbildung werden so durch das DRG-System nicht unmittelbar gedeckt, was seitens der Kostenanalysen durch das Krankenhausmanagement zu berücksichtigen ist. Ganz aktuell sind die gestiegenen Vorhaltekosten im Rahmen der Pandemie nicht über das DRG-System zu vergüten, obwohl sie innerklinisch Kosten verursachen. Das große unternehmerische Risiko, das eine grundsätzlich wechselnde und nur begrenz beeinflussbare Auslastung mit sich bringt, liegt beim Krankenhausträger.

Auch wurden nach Übernahme der Grundstruktur aus dem australischen DRG-System wesentliche Säulen extrahiert, was einen fehlenden Struktur- und Qualitätsbezug bei der Leistungsvergütung zur Folge hat.

Nicht unerwähnt dürfen bei der Nennung der Nachteile die Fehlanreize bleiben, die das aktuelle System mit sich bringt, auch wenn diese sich nicht unmittelbar aber doch zumindest mittelbar auf die Höhe der Krankenhausvergütung auswirken, so spielen sie dennoch eine nicht zu vernachlässigende Rolle bei der Diskussion des DRG-Systems auch aus Sicht der Krankenhäuser als Unternehmen.

So wird durch die Definition einer unteren und einer oberen Grenzverweildauer ein ökonomischer Anreiz geschaffen Patienten exakt am ersten Tag nach Überschreitung der unteren Grenzverweildauer zu entlassen. Das kann im Einzelfall medizinisch aber zu früh sein und kann wenn man dem ökonomische Prinzip die oberste Priorität einräumt bzw. einräumen muss Nachteile für den einzelnen Patienten mit sich bringen, die dann allerdings auch Auswirkungen auf die Klinik haben. Sollte es nämlich zu einer frühen Wiederaufnahme aufgrund einer Komplikation kommen, kommt es zur Fallzusammenführung. Dadurch dass aber so im Einzelfall Komplikationen erst verspätet und dann ambulant erkannt werden kann es aufgrund einer Verschlechterung des Zustandes zu einem intensiveren Ressourcenverbrauch und erhöhten Folgekosten kommen. Das Phänomen der ökonomisch getriggerten frühest möglichen Entlassung wird als „blutige Entlassung", das der frühen Wiederaufnahme als „Drehtüreffekt" bezeichnet. Ein weiterer möglicher Fehlanreiz wird durch die kostenmäßige gute Abbildung einzelner operativer Eingriffe geschaffen, so werden beispielsweise die Implantation von Knie- oder Hüfttotalendoprothesen wirtschaftlich interessant vergütet, so dass innerklinisch unter dem Mandat der Ökonomie ein Anreiz zur Fallzahlsteigerung bei diesen Eingriffen besteht. Dies birgt allerdings die Gefahr, dass möglicherweise alternative Vorgehensweisen aus dem Bereich der schlechter vergüteten konservativen Medizin zugunsten einer frühzeitigen operativen Intervention vernachlässigt werden. Dies hat zum einen Auswirkungen auf den individuellen Patienten, der einen Eingriff erhält, der ggf. durch weniger invasive und risikobehaftete Maßnahmen hätte ersetzt werden können und zum anderen Auswirkungen auf das Gesundheitssystem. Da hier Kosten induziert werden, die hätten vermieden werden können. Zuletzt birgt dies aber auch die Gefahr medikolegaler Auseinandersetzungen, die sich für die einzelne Klinik kostenintensiv gestalten können, nämlich dann, wenn Patienten oder Angehörige klagen und bei dem sich anschließenden Verfahren die Indikationsstellung nicht zweifelsfrei durch medizinische Leitlinien beispielsweise der Arbeitsgemeinschaft der wissenschaftlichen medizinischen Fachgesellschaften e.V. (AWMF) gestützt werden kann (AWMF 2021).

Ein weiterer Aspekt des aktuellen DRG-Systems, der Bedeutung für das Krankenhaus als Unternehmen besitzt ist der sog. „Kompressionseffekt". Dieser bedeutet, dass leichte Fälle mit geringem Ressourcenverbrauch tendenziell über- und schwere Fälle mit hohem Ressourcenverbrauch eher unterbezahlt sind.

Eine ganz aktuelle Entwicklung im Bereich des DRG-Systems bringt zusätzliches Problempotential mit sich. Ab 2020 erfolgt gemäß dem Pflegepersonal-Stärkungsgesetz die Ausgliederung der Kosten für die Pflege am Bett aus den DRGs (Reimburstment Institute 2021c).

Die Erstattung der Pflegekosten erfolgt ab 2020 über ein Pflegebudget, was eine partielle Rückkehr zum Selbstkostendeckungsprinzip bedeutet. Dies erhöht zum einen den bürokratischen innerklinischen Aufwand der Leistungserfassung und Abrechnung und schmälert zudem die potentiellen Gewinne und verhindert eine Umwidmung der Erlöse, zur Finanzierung von notwendigen Investitionen (Investitionsstau auf Landesebene).

Als Fazit bleibt zu festzustellen, dass das Bei einem so kostenintensiven und ressourcenverbrauchenden Gebiet wie dem Gesundheitssystem führt kaum ein Weg an einem reproduzierbaren leistungsorientierten Vergütungssystem vorbeiführt. Die Crux allerdings hier in der Ausgestaltung und ständigen Anpassung liegt.

Teilaufgabe 2

Konsequenzen für das Gesundheitssystem aus der Trennung von ambulanter und stationärer Versorgung in Deutschland

In Deutschland ist das Gesundheitssystem grundsätzlich in einen ambulanten und einen stationären Sektor, die ganz unterschiedlichen Vorgaben und Rahmenbedingungen unterliegen, gegliedert. Diese Koexistenz zweier Subsysteme im Gesamtsystem Gesundheitswesen bringt zahlreiche Konsequenzen mit sich und vielfältige Herausforderungen für die Politik und die Organe der Selbstverwaltung.

Der Sachverständigenrat zur Begutachtung der Entwicklung im Gesundheitswesen stellt in seinem Sondergutachten aus dem Jahr 2012 mit dem Titel „Wettbewerb an der Schnittstelle zwischen ambulanter und stationärer Versorgung eine umfassende Analyse zur Vernetzung bzw. den Problemen der Vernetzung zwischen ambulantem und stationären Behandlungssektor in Deutschland vor (Sachverständigenrat 2012)

Anknüpfend an diese Aufstellung und Beschreibung der Herausforderungen und Probleme beim Übertritt des Patienten zwischen dem ambulanten und dem stationären analysiert das Gutachten des Sachverständigenrates zur Begutachtung der Entwicklung im Gesundheitswesen zur bedarfsgerechten Steuerung der Gesundheitsversorgung aus dem Jahr 2018 die Entwicklungen und Lösungsansätze, die zwischenzeitlich initiiert wurden und stellt fortbestehende Problemfelder und Maßnahmen zu deren Überwindung vor (Sachverständigenrat 2018).

Ganz grundsätzlich kann das Hauptproblem, aus dem sich zahlreiche weitere Problemfelder ergeben als klassisches Schnittstellenproblem bezeichnet werden. Diese Schnittstellenprobleme erschweren eine kontinuierliche und die beiden Sektoren übergreifende Versorgung. Dies hat zum einen individuelle Konsequenzen für jeden einzelnen Patienten und zum anderen generelle Konsequenzen auf das Gesundheitswesen in Deutschland.

So werden durch mangelnde oder insuffiziente Vernetzung nicht nur unnötige Ressourcen verbraucht, sondern auch im Einzelfall Versorgungsnachteile für die Patienten verursacht. Diese Versorgungsnachteile werden umso evidenter, je kranker der jeweilige Patient ist, bzw. je vulnerabler die Gesundheit des Einzelnen. Insbesondere bei multimorbiden Patienten und Patienten mit deutlichen Funktionseinschränkungen, die komplexe sektorenübergreifende Behandlungsregime benötigen, besteht ein hohes Risiko für Diskontinuitäten oder sogar

Versorgungsabbrüche am Sektorenübergang. Die Konsequenzen hiervon sind vielfältig: Die Rekonvaleszenz kann sich verlängern, das Komplikationsrisiko und das Risiko für vermeidbare Wiederaufnahmen in eine Klinik erhöhen sowie insgesamt das Risiko für eine Chronifizierung steigen (Wingenfeld et al. 2011).

Durch den demografischen Wandel sowie die Einführung des DRG Systems werden die Konsequenzen der Schnittstellenproblematik aggraviert. Im Rahmen des DRG Systems kommt es zu einer Reduzierung der Krankenhausverweildauern und der Gefahr teils ökonomisch getriggert frühen Entlassungen wie in Aufgabenstellung 1 dargestellt. Zudem verändert sich die Patientenstruktur hin zu kränkeren und älteren Patienten mit insgesamt höheren poststationären Versorgungsbedarf (Gerste et al. 2000, RKI 2012).

Im Gesamtzusammenhang ist die entscheidende Phase der Übertritt des Patienten von einem Sektor in den anderen, also ganz konkret die Entlassung aus dem Krankenhaus. Jedoch ist hier nicht nur der Moment gemeint, an dem der Patient seine Entlasspapiere erhält und physisch die Klinik verlässt, sondern der Gesamtprozess des Übertritts der Sektorengrenze aus der stationären in den ambulanten Bereich. Beim Sektorenübergang passieren Patienten eine Grenze zwischen vollkommen unterschiedlich strukturierten Versorgungsformen. Während im stationären Bereich nahezu vollumfängliche Ver- und Umsorgung gewährleistet wird, wird in der ambulanten Weiterversorgung, die ein deutlich höheres Maß an Autonomie seitens des Patienten und oftmals deutlich mehr Hilfe aus dem sozialen Umfeld gefordert. Aufgrund der Erkenntnis der Wichtigkeit dieses Vorgangs wurde zum einen die Begrifflichkeit des „Entlassmanagements" geprägt und zum anderen diese Bezeichnung auch in vielen Kliniken professionell personell hinterlegt.

Ein optimiertes Schnittstellenmanagement ist mit zahlreichen positiven Konsequenzen verknüpf, wie beispielsweise einer höheren Versorgungsqualität, geringeren Wiedereinweisungsraten, einer höheren Patientenzufriedenheit, sowie prozessübergreifenden Einsparungen (Blum & Offermanns 2008).

So ist hier nicht nur der volkswirtschaftliche Nutzen durch Reduktion von Kosten für das Gesundheitssystem, sondern auch die individuellen gesundheitlichen Vorteile des einzelnen Patienten, dessen Behandlungsregime und dessen Versorgung lückenlos erfolgt. Darüber hinaus bietet ein optimiertes Schnittstellenmanagement für ein Krankenhaus als Unternehmen die Möglichkeit, sich gegenüber Mitbewerbern am Markt zu exponieren und einen Wettbewerbsvorteil zu generieren, der umgekehrt auch zu einem sinnhaften Wettbewerb zwischen den Kostenträgern durch selektives Kontrahieren gut organisierter Leistungserbringer führen kann, um für Patienten attraktiver zu sein. Markwirtschaftlich gedacht stellt hier eine Wettbewerbsförderung den Schlüssel zum Erfolg dar. So konkludiert der Sachverständigenrat zur Begutachtung der Entwicklung im Gesundheitswesen in seinem Sondergutachten aus dem Jahr 2012: „Die Verbesserung der Krankenhausentlassung und die

Reduktion von Schnittstellenproblemen zwischen der stationären und ambulanten Versorgung erweist sich damit weiterhin als eine der zentralen Herausforderungen, die in hohem Maße über die Versorgungskontinuität und die Wettbewerbsfähigkeit der Einrichtungen entscheidet. Aktivitäten und Innovationen des Entlassungsmanagements stellen vor diesem Hintergrund eine der dringlichen Modernisierungsaufgaben im Gesundheitswesen dar" (Sachverständigenrat 2012).

Anknüpfend an die Aufstellung und Beschreibung der evidenten Probleme an der Schnittstellengrenze zwischen ambulantem und stationärem Behandlungssektor im Gutachten des Sachverständigenrates aus dem Jahr 2012 analysiert das Gutachten des Sachverständigenrates zur Begutachtung der Entwicklung im Gesundheitswesen zur bedarfsgerechten Steuerung der Gesundheitsversorgung aus dem Jahr 2018 die Entwicklungen und Lösungsansätze, die bis dato stattgefunden haben bzw. realisiert wurden und spiegelt damit auch objektiv die Effekte politisch initiierten Handels zur Überwindung der Barrieren an der Sektorengrenze wider (Sachverständigenrat 2018).

Die Schlüsselelemente einer verbesserten sektorenübergreifenden Versorgung sind ein verbesserter Informationsfluss, eine stärkere Vernetzung der Sektoren mit dem Ziel der Egalisierung der Sektorengrenzen hin zu einem kontinuierlichen Prozess und eine übergeordnete Patientenkoordination und Steuerung.

Durch Beeinflussung und konzeptionelle sowie strukturelle Veränderungen wurde in den letzten Jahren versucht, den negativen Konsequenzen der bestehenden Trennung zwischen ambulantem und stationärem Sektor in Deutschland zu begegnen. Ziel ist es die „Permeabilität" der Systeme zu erhöhen (Klakow-Franck 2016).

Aktuelle Lösungskonzepte um dieses Ziel zu erreichen, sind die Implementierung neuer integrierter Versorgungskonzepte neben der bisherigen Regelversorgung sowie die verstärkte flächendeckende Einführung eines innerklinischen Entlass- und Überleitungsmanagements, dessen Ausgestaltung mit der Verabschiedung des GKV-VSG im Jahr 2015 noch präzisiert wurde (GKV-VSG 2015).

Dem Krankenhaus und besonders dem Entlassungsmanagement kommt eine besonders große Bedeutung zu, die Schnittstelle zwischen stationärer und ambulanter Versorgung adäquat zu gestalten und zum Beispiel ganz konkret die kurzfristige, ungeplante Rehospitalisierung als offensichtlichste und am häufigsten diskutierte Konsequenz zu vermeiden (AQUA 2015, Jencks et al. 2009). Einer Befragung zufolge hatten bereits 2012 78,2 % aller antwortenden Krankenhäuser mit mehr als 50 Betten ein Entlassungs- oder Überleitungsmanagement eingeführt, von denen 44,8% den Expertenstandard Entlassungsmanagement in der Pflege implementiert hatten. Der Anteil der Krankenhäuser mit Entlassungs- bzw. Überleitungsmanagement steigt mit der Bettenzahl. Eine Evaluierung des Erfolgs ist allerdings schwer zu bewerkstelligen.

Mit dem Ziel eine bedarfsgerechte sektorenübergreifende Versorgung einzuführen und die Koexistenz der einzelnen Leistungssektoren entgegenzuwirken wurden Konzepte zur integrierten Versorgung implementiert. Diese beruhen vornehmlich auf selektiven Verträgen zwischen Kostenträgern und Leistungserbringern.

Seit dem GKV-Gesundheitsreformgesetz 2000 sollen integrierte Versorgungsformen gemäß §140a SGB V eine sektorenübergreifende Versorgung ermöglichen. Ziel ist es den Behandlungsverlauf als Prozess und als Ganzes zu sehen und zu optimieren und hierbei sektorenübergreifend zu denken und zu aggieren. Hierbei bezieht sich der Begriff der Integration nicht nur auf die betriebswirtschaftliche organisatorische Verzahnung, sondern auch auf die Leistungssektoren übergreifende und interdisziplinär fachübergreifende Versorgung (Schreyögg et al. 2017).

Nach Schreyögg (2017) sind bei der Ausgestaltung verschiedene Kernpunkte der Versorgung essentiell, die sich grundlegend von herkömmlichen Vorgehensweisen unterscheiden. So bedingt der Kernaspekt der Integration die Fokussierung auf den Behandlungsprozess und nicht auf den individuellen Einzelfall, so dass grundsätzliche Vereinbarungen der Beteiligten Leistungserbringer erforderlich sind (Schreyögg 2017). Dies setzt ein verstärktes Maß an Kooperation der Protagonisten und Koordination der Einzelnen Leistungserbringer voraus. Zudem muss die Kommunikation intensiviert und optimiert werden und ein reibungsloser Informationstransfer gewährleistet werden.

Obwohl die integrierte Versorgung seit über 20 Jahren auf eine bessere Verzahnung insbesondere des ambulanten und des stationären Sektors abzielt fällt eine Zwischenbilanz trotz einiger Fortschritte gegenüber der Ausgangslage immer noch nicht zufriedenstellend aus (Sachverständigenrat 2018).

Ein weiterer Ansatz zur Überwindung von Sektorengrenzen stellt die sektorenübergreifende Koordination durch die enge Betreuung durch den Hausarzt im Rahmen von Disease-Management-Programmen (DMPs) (§ 137f SGB V) dar. Diese dienen der strukturierten Versorgung chronisch kranker Patienten. Diese sollen durch die Inklusion in DMPs mehr Lebensqualität erlangen und vor Spätfolgen ihrer Erkrankung weitgehend bewahrt werden.

Bislang sind bundesweit DMP für Asthma bronchiale, chronisch obstruktive Lungenkrankheit (COPD), Diabetes Typ 1 und 2, koronare Herzkrankheit (KHK) und Brustkrebs in der Versorgung umgesetzt. Für Herzinsuffizienz, Depression und chronischem Rückenschmerz liegen jeweils DMP-Anforderungen in der G-BA-Richtlinie (Gemeinsamer Bundesausschuss) vor. Die notwendigen Schritte zur Umsetzung und Implementierung dieser Programme in die praktische Gesundheitsversorgung werden aktuell umgesetzt (KBV2019a, VDEK2020).

Die Kernziele der DMPs sind die vielfältig. Ganz grundsätzlich handelt es sich um selbstlernende Programme, die den strukturierten Umgang mit definierten Krankheitsbildern oder Symptomen über alle Ebenen und zwischen den unterschiedlichen Protagonisten integrativ zusammenfassen sollen. Wichtige Teilaspekte sind die Zusammenfassung von evidenzbasierten Eckpunkten zur Diagnostik und Therapie des Erkrankungsbildes, Definition von Schnittstellen für die Zusammenarbeit der Akteure, Schulungsangebote für die inkludierten Patienten, die den mündigen und selbstverantwortlichen Patienten fördern sollen und die strukturierte Dokumentation zur Verbesserung des Informationsflusses. DMPs sollen ein Instrument der kontinuierlichen evidenzbasierten Verbesserung der Versorgung darstellen.

Die Indikationen für die DMPs werden durch den G-BA festgelegt und anschließend werden die jeweiligen Inhalte der Programme entwickelt. Auf Landesebene werden die DMPs nach Implementierung durch die Einzelkassen angeboten nachdem sie gemäß § 137g SGB V vom BVA (Bundesversicherungsamt) genehmigt wurden. Versicherte können sich freiwillig in diese Programme einschreiben. Um Krankenkassen zu motivieren, Patienten in DMPs einzuschließen, wird dies mit einer teilnehmerbezogenen Pauschale belohnt. Diese Strategie scheint gemessen an den genutzten Programmen und die eingeschriebenen Versicherten aufzugehen. So waren bis Mitte Juni 2020 laut BAS (Bundesamt für soziale Sicherung) 7,2 Millionen Versicherte in einem oder mehreren DMPs eingeschrieben und 8.955 Programme vom BAS (Stand: 30. Juni 2020) (GBA 2020).

Nahezu alle gesetzlichen Krankenkassen bieten DMPs an. Optimierungspotential der DMPs für die Zukunft stellt die Effizienz- und Effektivitätssteigerung der Dokumentation dar (Gibis 2017). Auch das ursprüngliche Ziel, dass die Krankenkassen die Qualitätssicherung der Programme übernehmen scheint aktuell nur unzureichend umgesetzt zu sein, da diese Aufgabe hauptsächlich durch die KVen übernommen wird.

Für die Weiterentwicklung und zunehmend sinnhafte Nutzung der DMPs in der Zukunft erscheint es zudem essentiell, diejenigen Patienten zu identifizieren, die davon profitieren. Eine mögliche Stratifizierung evaluiert die Studie „STarT Back" in den USA (Hill et al. 2011). Patienten mit Rückenschmerzen werden standardisiert nach Risikogruppen eingeteilt und erhalten in der Interventionsgruppe Physiotherapie mit zusätzlicher psychologischer Unterstützung und in der Kontrollgruppe keine psychologische Unterstützung. Trotz einer gewissen Variabilität in der individuell geleisteten Physiotherapie kann durch eine frühzeitige psychologische Unterstützung das Ausmaß der Schmerzen signifikant vermindert werden bei simultan reduzierten Kosten. Die Integration eines solchen Stratifizierungsprogramms konnte in der IMPACT-Studie gezeigt und der Erfolgt repliziert werden (Foster et al. 2014).

Hier zeigt sich, wie eine durch geeignete und frühe Stratifizierung und Patientenedukation in Verbindung mit Physiotherapie zur Verminderung von Medikamentengaben und Fehlzeiten bei gleichzeitig verbesserter Lebensqualität möglich ist.

Eine weitere Versorgungsform die der Verbesserung der Vernetzung zwischen ambulanter und stationärer Versorgung dienen kann sind die Medizinische Versorgungszentren (MVZs). Seit 2014 können diese nach dem GKV-Modernisierungsgesetz können neben Vertragsärzten und ermächtigten Ärzten auch zur ambulanten Versorgung der gesetzlich Krankenversicherten zugelassen werden. Im § 95 SGB V heißt es dazu: „Medizinische Versorgungszentren sind fachübergreifende medizinische Einrichtungen, in denen Ärzte, die in das Ärzteregister nach Absatz 2 Satz 3 Nr. 1 eingetragen sind, als Angestellte oder Vertragsärzte tätig werden" (§ 95 SGB V).

Sie können sowohl von Vertragsärzten als auch von Krankenhäusern gegründet werden. Dieser Gründerkreis eines MVZ ist durch das SGB V reglementiert MVZs sind. Die Organisationsform von MVZs kann als indikationsübergreifende Institution der integrierten Versorgung gewertet werden. Sie sollen vergleichbar zu Polikliniken Kompetenzen medizinischer unterschiedlicher Facharztdisziplinen und nicht medizinischer Heilberufe unter einem Dach bündeln und eine verbesserte interdisziplinäre Zusammenarbeit auch durch die räumliche Nähe ermöglichen. Eine enge Zusammenarbeit durch die räumliche Nähe aller an der Behandlung beteiligten Leistungserbringer soll die Versorgungsprozesse optimieren. Insgesamt ergibt sich die Möglichkeit einer besseren Verzahnung ambulanter und stationärer Behandlungen und eine Reduktion von Informationsverlusten an der Sektorengrenze, die dadurch wenn nicht aufgehoben so zumindest deutlich reduziert wird. Die Anzahl der zugelassenen MVZ steigt stetig. So gab es Ende 2018 fast 3.200 MVZ. Im Vorjahr waren es noch etwas mehr als 2.800, während 2016 rund 2.500 gezählt wurden. Damit stieg die Gesamtzahl von 2017 auf 2018 um 13 Prozent. Die meisten MVZ wurden bislang in Bayern, Nordrhein, Niedersachsen und Berlin zugelassen. So liegt Bayern mit knapp 630 MVZ an der Spitze. Durchschnittlich arbeiten in jedem MVZ 6,2 Ärzte. Insgesamt sind dies in Deutschland fast 20.000 Ärzte. Acht Prozent hiervon sind Vertragsärzte und 92 Prozent angestellte Ärzte. Die Fachrichtungen Allgemeinmedizin, Innere Medizin und Chirurgie sind am Häufigsten vertreten. Vertragsärzte und Krankenhäuser gründen MVZ zu gleichen Anteilen. Die bevorzugten Rechtsformen sind die Gesellschaft mit beschränkter Haftung (GmbH) und die Gesellschaft bürgerlichen Rechts (GbR) (KBV 2019b).

Eine weitere Versorgungsform, die von ihrer Konzeption her einen relevanten Beitrag zur Aufhebung der Schnittstellenprobleme leisten kann, stellt die seit dem Jahr 2012 nach § 116b SGB V gesetzlich verankerte Ambulante Spezialfachärztliche Versorgung (ASV) dar. Diese Form der Krankenhausöffnung für die Erbringung ambulanter Leistungen soll dem technischen Fortschritt und den damit erweiterten Diagnose- und Behandlungsmöglichkeiten gerecht werden und verspricht zugleich eine verstärkte Substitution von stationären durch ambulante Leistungen und damit eine effizientere und kostenreduzierte medizinische Versorgung.

Die ASV erstreckt sich auf Erkrankungen mit besonderen Krankheitsverläufen, schwere Verlaufsformen von Erkrankungen mit besonderen Krankheitsverläufen, seltene Erkrankungen und hochspezialisierte Leistungen. Bisher sind in der entsprechenden Richtlinie des G-BA aufgeführt. Die bislang eher enttäuschende Entwicklung der ASV ist laut dem Sachverständigenrat in seinem Bericht aus dem Jahr 2018 zu einem beachtlichen Teil auf die extrem hohen Teilnahmeanforderungen zurück zu führen, die trotz der Notwendigkeit von Qualitätserfordernissen einer Überprüfung bedürfen (Sachverständigenrat 2018).

Abschließend lässt sich zu den bislang getroffenen Maßnahmen zur Reduktion der Schnittstellenprobleme an der Grenze zwischen ambulantem und stationärem Sektor laut dem Bericht des Sachverständigenrates von 2018 sagen, dass die die potentiellen Vertragspartner für eine erfolgversprechende integrierte Versorgung noch zu geringe Gestaltungsmöglichkeiten besitzen und sich auch mit ein- engenden Reglementierungen konfrontiert sehen. Dies gelte u. a. für die zulässigen Rechtsformen bei den MVZs, die eingeschränkte Auswahl der geförderten Disease-Management-Programme (DMPs) und die geforderten Wirtschaftlichkeitsnachweise bei der besonderen Versorgung nach § 140a SGB V. Die Zulassung der Apotheker als gleichwertige Vertragspartner im Rahmen der besonderen Versorgung und die Gewährung des Leistungserbringerstatus für nach § 87b SGB V besonders förderungswürdige Praxisnetze könnten weitere Optionen für die regionale sektorenübergreifende Versorgung schaffen (Sachverständigenrat 2018).

Teilaufgabe 3

Rechte und Pflichten für Vertragsärzte

Die Tätigkeit eines Vertragsarztes, seine Zulassung, seine Rechte und Pflichten sowie die Rahmenbedingungen für die Ausübung seiner Vertragsarzttätigkeit werden durch eine Vielzahl von Vorgaben geregelt. Hierzu gehören die Richtlinien des gemeinsamen Bundesausschusses (G-BA), die Zulassungsverordnung für Ärzte (Ärzte-ZV), die Bundesmantelverträge, die Gesamtverträge sowie berufs- bzw. standesbezogene Vorgaben für Ärzte wie die Berufsordnung für Ärzte der Bundesärztekammer und die Weiterbildungsordnungen der Landesärztekammern, die sich an der Musterweiterbildungsordnung der Bundesärztekammer orientieren.

Durch die Zulassung als Vertragsarzt/Vertragsärztin erwirbt er oder sie ganz grundsätzlich das Recht und die Pflicht Patienten, die bei einer gesetzlichen Krankenkasse versichert sind (G-KV) zu behandeln und die Behandlungen gemäß der diesem Sektor zugrundeliegenden Vergütungsprinzipien abzurechnen, also die Berechtigung an der Honorarverteilung durch die KV teilzunehmen. Daraus ergeben sich zusammenfassend die Präsenzpflicht, die Pflicht zur Beachtung berufsrechtlicher Vorgaben, die Pflicht zur Beachtung der Regelungen zur vertragsärztlichen Versorgung gemäß den geltenden Verträgen und Richtlinien, die Pflicht zur Teilnahme am Notdienst der KVen, die Pflicht zur persönlichen Leistungserbringung, die Pflicht zur Beachtung des Wirtschaftlichkeitsgebotes und die Pflicht zur kontinuierlichen Fortbildung.

Im Folgenden sollen die Einzelnen Pflichten ausführlicher anhand der zugrundeliegenden Dokumente dargestellt werden:

Die Präsenzpflicht setzt grundsätzlich die Ausübung der vertragsärztlichen Tätigkeit in Vollzeit voraus. Als vollzeitliche vertragsärztliche Tätigkeit wird die Abhaltung von 20 Wochenstunden Sprechstundentätigkeit gesehen. Eine anderweitige Nebentätigkeit ist gemäß Bundessozialgericht auf 13 Stunden pro Woche begrenzt. Die Vertragsarzttätigkeit kann auf Antrag an den Zulassungsausschuss auf 50% reduziert werden, was die erforderlichen Sprechstunden auf 10 Wochenstunden reduziert und gleichzeitig die Möglichkeit zur Nebentätigkeit auf 26 Stunden erhöht. Nach Reduktion auf 50% ist eine Umwandlung in eine 100%ige Vertragsarzttätigkeit nur möglich, wenn in dem jeweiligen Bezirk keine Zulassungsbeschränkung aufgrund einer Überversorgung vorliegt. Überdies kann ein Arzt auch als angestellter Arzt bei einem Vertragsarzt, einem MVZ oder in einem Krankenhaus vertragsärztlich tätig werden.

In der Zulassungsverordnung für Vertragsärzte ist festgelegt, dass die Vertragsarzttätigkeit grundsätzlich persönlich zu erbringen ist (§ 32 Ärzte-ZV 2019). Die Pflicht zur persönlichen Leistungserbringung wird in §32 beschrieben.

Im Krankheitsfall, im Urlaub oder bei Wehrübungen kann sich der Vertragsarzt bis zu 3 Monate pro

Jahr vertreten lassen. Desweiteren ist geregelt, dass sich Vertragsärztinnen post partum bis zu einer Dauer von zwölf Monaten vertreten lassen dürfen.

Jede Vertretung mit einer Dauer, die eine Woche überschreitet, ist der KV mitzuteilen. Eine Vertretung darf nur durch einen anderen Vertragsarzt erfolgen, der die Voraussetzungen des § 3 Abs. 2 erfüllt (§§ 3 und 32 Ärzte ZV 2019).

Die Beschäftigung von Assistenzärzten bedarf der Genehmigung der KV. Ein Vertragsarzt darf nur unter bestimmten Voraussetzungen einen Vertreter oder einen Assistenten beschäftigen, nämlich wenn dies im Rahmen der Aus- oder Weiterbildung oder aus Gründen der Sicherstellung der vertragsärztlichen Versorgung erfolgt, während Zeiten der Erziehung von Kindern bis zu einer Dauer von 36 Monaten und während der Pflege eines pflegebedürftigen nahen Angehörigen in häuslicher Umgebung bis zu einer Dauer von sechs Monaten

Die Ausübung der ärztlichen Tätigkeit ist grundsätzlich an die Niederlassung an einem Vertragsarztsitz gekoppelt (§ 24 Ärzte ZV 2019). Darüber hinaus ist die Tätigkeit aber auch an Nebenbetriebsstätten, Zweigpraxen oder Filialen erlaubt. Hier sind gewisse Regelungen zu beachten. So ist die Vertragsarzttätigkeit auf einen primären Arztsitz und maximal zwei weitere Praxissitze beschränkt. Die KVen und die Krankenkassen machen die Zulassung von Nebenbetriebsstätten von der Bedarfslage innerhalb des KV-Bereichs abhängig. Es muss die Versorgung am weiteren Praxissitz verbessert werden und zudem darf die ordnungsgemäße Versorgung des primären Arztsitzes nicht alteriert werden.

Die Musterberufsordnung der Bundesärztekammer legt die berufsrechtlichen Vorgaben für alle in Deutschland tätigen Ärztinnen und Ärzte fest, die pflichtgemäß seitens eines Vertragsarztes zu beachten sind (MBO-Ä 2018). Hier wird in 4 Kapiteln und 33 Paragraphen die ärztliche Berufsausübung geregelt und die wichtigsten Aspekte des ärztlichen Handelns von den Grundsätzen über die Pflichten gegenüber den Patienten und die besonderen medizinischen Verfahren und Forschungstätigkeit bis hin zum beruflichen Verhalten festgelegt und deren Ausgestaltung definiert.

Teilnahme am Notfalldienst der KV ist elementarer Bestandteil der Vertragsarzttätigkeit. Nach § 26 MBO-Ä sind grundsätzlich alle Ärztinnen und Ärzte sind nach Maßgabe der Kammer- und Heilberufsgesetze der Länder und der auf ihrer Grundlage erlassenen Satzungen zur Teilnahme am Notfall- bzw. Bereitschaftsdienst verpflichtet (§26 MBO-Ä). Zudem regeln die Gesamtverträge zwischen den KVen und den Kassen den Notfalldienst. Als Beispiel sei hier der Gesamtvertrag der KV Sachsen-Anhalt mit dem AOK Landesverband aufgeführt, wo in § 15 geschrieben steht:"

„Die Sicherstellung eines flächendeckenden vertragsärztlichen Notfall- und Bereitschaftsdienstes obliegt der KVSA, ggf. in Abstimmung mit der Landesärztekammer. Hiervon unberührt bleibt die Organisation des Rettungsdienstes nach Maßgabe der Vorschriften des Rettungsdienstgesetzes des Landes Sachsen-Anhalt" (§15 GV SA KV AOK 2020).

Die einzelnen KVen regeln dann in ihrem Zuständigkeitsbereich die Ausgestaltung des

Notfalldienstes. Die KV RLP legt folgendes fest: „Alle vertragsärztlich zugelassenen sowie alle niedergelassenen ermächtigten Ärztinnen und Ärzte und auch alle zugelassenen Medizinischen Versorgungszentren sind verpflichtet, am Ärztlichen Bereitschaftsdienst teilzunehmen. In Einzelfällen kann eine Befreiung von dieser Verpflichtung auf Antrag ganz, teilweise oder vorübergehend stattfinden" (KV RLP Ärztlicher Bereitschaftsdienst 2021). Ferner wird festgelegt: „Alle Erträge, die im Ärztlichen Bereitschaftsdienst durch vertragsärztliche Leistungen erwirtschaftet werden, fließen in den Betrieb der Ärztlichen Bereitschaftspraxen. Die Erträge reichen jedoch nicht aus, um die laufenden Kosten zum Beispiel für Miete und Personal zu decken. Deshalb zahlen alle zum Ärztlichen Bereitschaftsdienst verpflichteten Ärztinnen und Ärzte solidarisch eine monatliche Umlage. Auch jene, die von der Verpflichtung zur Teilnahme befreit wurden, tragen die Kosten mit. Die Vergütung der in den Ärztlichen Bereitschaftspraxen tätigen Ärztinnen und Ärzte erfolgt einheitlich auf Stundenbasis" KV RLP Ärztlicher Bereitschaftsdienst 2021).

Das Wirtschaftlichkeitsgebot, dessen Beachtung zu den vertragsärztlichen Pflichten gehört, wird in § 12 SGB V beschrieben. So heißt es hier: „Die Leistungen müssen ausreichend, zweckmäßig und wirtschaftlich sein; sie dürfen das Maß des Notwendigen nicht überschreiten. Leistungen, die nicht notwendig oder unwirtschaftlich sind, können Versicherte nicht beanspruchen, dürfen die Leistungserbringer nicht bewirken und die Krankenkassen nicht bewilligen (§12 SGB V).

Auch die Pflicht zur Fortbildung wird im Sozialgesetzbuch V beschrieben. $95d geht detailliert auf die Fortbildungspflicht ein (§95 SGB V). So ist jeder Vertragsarzt verpflichtet, sich in dem Umfang fortzubilden, wie es für den Erhalt und die Fortentwicklung seines ärztlichen Wissens notwendig ist. Mit dem Ziel dieses immer auf dem aktuellen Stand zu halten. Der Nachweis erfolgt über die Fortbildungszertifikate der Ärztekammern. Ein Nachweis muss alle 5 Jahre erfolgen. Kommt ein Vertragsarzt seiner Fortbildungspflicht nicht nach, so zieht dies Kürzungen seiner Vergütung zunächst um 10 und später um 25% nach sich. Sollte ein Arzt darüber hinaus für insgesamt 2 Jahre seiner Pflicht nicht nachkommen, so läuft er Gefahr, seine Zulassung zu verlieren. Diese Fortbildungspflicht gilt auch für angestellte Ärzte eines Vertragsarztes oder eines MVZ. Die KBVen regeln in Kooperation mit den zuständigen Arbeitsgemeinschaften der Kammern auf Bundesebene den Umfang der Fortbildung innerhalb des 5-Jahreszeitraums (§95d SGB V). Vergleichbares nur weniger detailliert ist in der MBO-Ä in §4 festgelegt (§4 MBO-Ä).

Das entscheidende Recht, dass der Vertragsarzt durch seine Zulassung erwirbt, ist das Recht, seine Leistungen nach den Regularien der Honorarverteilung der ambulanten kassenärztlichen Versorgung vergütet zu bekommen. Auf der Basis des Bundesmantelvertrages schließen die Kassenärztlichen Vereinigungen dazu mit den für ihren Bezirk zuständigen Landesverbänden der Krankenkassen Gesamtverträge über die vertragsärztliche Versorgung der Mitglieder mit Wohnort in ihrem Bezirk. Der EBM (Einheitliche Bewertungsmaßstab) wird durch den Bewertungsausschuss festgelegt, der durch die KBV und den GKV-Spitzenverband gebildet wird (§§87ff SGB V). Im EBM wird der Umfang der einzelnen definierten ärztlichen Leistungen im Rahmen der vertragsärztlichen Versorgung sowie die jeweilige Vergütung festgelegt.

Literaturverzeichnis

AWMF (2021). https://www.awmf.org/awmf-online-das-portal-der-wissenschaftlichen-medizin/awmf-aktuell.html

AQUA (2015). Entlassungsmanagement – Konzeptskizze für ein Qualitätssicherungsverfahren, AQUA – Institut für angewandte Qualitätsförderung und Forschung im Gesundheitswesen, Göttingen

Ärzte ZV (2019). Zulassungsverordnung für Vertragsärzte in der im Bundesgesetzblatt Teil III, Gliederungsnummer 8230-25. veröffentlichten bereinigten Fassung, die zuletzt durch Artikel 15 des Gesetzes vom 6. Mai 2019 (BGBl. I S. 646)

Blum K, Offermanns M (2008). Entlassungsmanagement im Krankenhaus, Düsseldorf, 2008

Busse R, Blümel M, Spranger A (2017a). Das deutsche Gesundheitssystem, 2. Aufl. Medizinisch Wissenschaftliche Verlagsgesellschaft, Berlin 2017

Busse R, Schreyögg J, Stargardt T (Hrsg.) (2017b). Management im Gesundheitswesen. 4. Auflage. Springer. Berlin 2017

Deutscher Ethikrat (2016). Deutscher Ethikrat, Patientenwohl als ethischer Maßstab für das Krankenhaus, Stellungnahme vom 5. April 2016, S. 70; in: www.ethikrat.org

Foster NE, Mullis R, PhD, Hill JC, Lewis M, Whitehurst DG, Doyle C, Konstantinou K Main C, Somerville S, Snowden W, Wathall S, Young J, Hay E, on behalf of the IMPaCT Back Study team. Effect of Stratified Care for Low Back Pain in Family Practice (IMPaCT Back): A Prospective Population-Based Sequential Comparison Ann Fam Med. 2014 Mar; 12(2): 102–111. doi: 10.1370/afm.1625

GBA (2020). https://www.g-ba.de/themen/disease-management-programme/

Geissler A, Scheller-Kreinsen D, Quentin W, Busse R (2011). Germany: Understanding G-DRGs. In: Busse R, Geissler, A, Quentin W, Wiley M (eds.) Diagnosis-Related Groups in Europe – Moving towards transparency, efficiency and quality in hospitals. Open University Press, Maidenhead, S 243–271

Gerste B, Niemeyer M und Lauterberg J (2000). Wieviel chronisch Kranke gibt es? Annäherungen mit Hilfe einer Analyse von Routinedaten, in: Arnold M, Litsch M und Schwartz FW (Hrsg.) Krankenhaus-Report 1999: Versorgung chronisch Kranker, Schattauer, Stuttgart: 67-92.

Gibis B. (2017). Leistungsmanagement in Arztpraxen und Ärztenetzen in: Jonas Schreyögg, Susanne Weinbrenner, Reinhard Busse, in Management im Gesundheistwesen, 4. Auflage, Busse, Schreyögg, Stargardt (Hrsg.) Springer.

GKV-Spitzenverband (2021). https://www.gkv- spitzenverband.de/krankenversicherung/krankenhaeuser/drg_system/g_drg_2021/drg_system_2021.jsp

GKV-VSG (2015). Gesetz zur Stärkung der Versorgung in der gesetzlichen Krankenversicherung (BGBl. 2015 I S. 1211)

GV SA KV AOK (2020). Gesamtvertrag zwischen der kassenärztlichen Vereinigung Sachsen-Anhalt (KVSA) und dem AOK-Landesverband Sachsen-Anhalt. https://www.kvsa.de/praxis/vertraege_recht/gesamtvertraege.html, abgerufen am 20.01.2021.

Hill JC, Whitehurst DG, Lewis M, Bryan S, Dunn KM, Foster NE, Konstantinou K, Main CJ, Mason E, Somerville S, Sowden G, Vohora K, Hay EM. (2011).Comparison of stratified primary care management for low back pain with current best practice (STarT Back): a randomised controlled trial. Lancet. 2011 Oct 29;378(9802):1560-71. doi: 10.1016/S0140-6736(11)60937-9. Epub 2011 Sep 28

ICD-10 (2021). Systematisches Verzeichnis: Internationale statistische Klassifikation der Krankheiten und verwandter Gesundheitsprobleme, 10. Revision - German Modification, Deutscher Ärzteverlag, 2020

InEk 2021. https://www.g-drg.de

Jencks, SF; Williams, MV; Coleman, EA (2009). Rehospitalizations among patients in the Medicare fee-for- service program. N Engl J Med 360(14): 1418-1428.

KBV (2019a). Neues DMP chronischer Rückenschmerz auf den Weg gebracht. www.kbv.de/https://www.kbv.de/html/1150_42194.php

KBV (2019b). Anzahl der medizinischen Versorgungszentren steigt um 19 Prozent. https://www.kbv.de/html/1150_43439.php

KV RLP Ärztlicher Bereitschaftsdienst 2021. https://www.kv rlp.de/mitglieder/niederlassung/ aerztlicher-bereitschaftsdienst/

Keun F, Prott R (2008). Einführung in die Krankenhaus Kostenrechnung, 7. Auflage, Gabler Verlag, Wiesbaden, 2008

KHEntgG (2002). Krankenhausentgeltgesetz BGBl. I S. 1412, 1422

KHG (1972). Krankenhausfinanzierungsgesetz BGBl. I 1972, S. 2009

Klakow-Franck, R. (2016): Patientensteuerung und Koordinierung der Versorgung - Ein Einsatzgebiet für Qualitätswettbewerb? In: BARMER GEK (Hrgs.): Gesundheitswesen aktuell 2016. BARMER GEK.

Krankenhaus statt Fabrik (2020). https://www.krankenhaus-statt-fabrik.de/53187

Lauterbach KW, Stock S, Brunner H (Hrsg.) (2013). Gesundheitsökonomie, 3. Auflage Verlag Hans Huber, Bern, 2013

MBO-Ä (2018). (Muster-)Berufsordnung für die in Deutschland tätigen Ärztinnen und Ärzte – MBO-Ä 1997- in der Fassung der Beschlüsse des 121. Deutschen Ärztetages 2018 in erfurt geändert durch Beschluss des Vorstandes der Bundesärztekammer am 14.12.2018.)

OPS (2021). Systematisches Verzeichnis: Operationen- und Prozedurenschlüssel; Internationale Klassifikation der Prozeduren in der Medizin, Deutscher Ärzteverlag, 2020

Reimburstment Institute (2021a). https://reimbursement.institute/glossar/drg/

Reimbustment Institute (2021b). https://reimbursement.institute/glossar/ag-drg-system/

Reimbustment Institute (2021c). https://reimbursement.institute/glossar/ag-drg-system/ Gut gedacht und schlecht gemacht?

Robert Koch-Institut (Hrsg) (2012) Daten und Fakten: Ergebnisse der Studie »Gesundheit in Deutschland aktuell 2010«. Beiträge zur Gesundheitsberichterstattung des Bundes. RKI, Berlin

Sachverständigenrat (2012). Sachverständigenrat zur Begutachtung der Entwicklung im Gesundheitswesen. Wettbewerb an der Schnittstelle zwischen ambulanter und stationärer Versorgung. Deutscher Bundestag 17. Wahlperiode. Drucksache 17/10323

Sachverständigenrat (2018). Sachverständigenrat zur Begutachtung der Entwicklung im Gesundheitswesen. Bedarfsgerechte Steuerung der Gesundheitsversorgung. Deutscher Bundestag 19. Wahlperiode. Drucksache 19/3180

Schreyögg J, Weinbrenner S, Busse R (2017). Leistungsmanagement in der Integrierten Versorgung, in: Management im Gesundheitswesen, 4. Auflage, Busse, Schreyögg, Stargardt (Hrsg.) Springer

Shleifer A (1985) A theory of yardstick competition. Rand J Econom 16: 319–327

SGB V. Sozialgesetzbuch V. Fünftes Buch. Gesetzliche Krankenversicherung (BGBl I S. 2495)

Tuschen KH & Trefz U (2004). Krankenhausentgeltgesetz. Kommentar mit einer umfassenden Einführung in die Vergütung stationärer Krankenhausleistungen. Kohlhammer, Stuttgart

VDEK (2020). https://www.vdek.com/vertragspartner/Aerzte/DMP/rueckenschmerz.html

VDEK (2021).https://www.vdek.com/vertragspartner/Krankenhaeuser/landesbasisbasisfallwerte / _jcr_content/par/download-35858776/file.res/LBFW_2021.pdf

Wanek V (1994). Machtverteilung im Gesundheitswesen - Struktur und Auswirkungen, VAS Verlag für akademische Schriften, Frankfurt, 1994

Wingenfeld, K., Kleina, T., Franz, S., Engels, D., Mehlan, S. und Engel, H. (2011): Entwicklung und Erprobung von Instrumenten zur Beurteilung der Ergebnisqualität in der stationären Altenhilfe, Abschlussbericht. Berlin: Bundesministerium für Gesundheit & Bundesministerium für Familie, Senioren, Frauen und Jugend

BEI GRIN MACHT SICH IHR WISSEN BEZAHLT

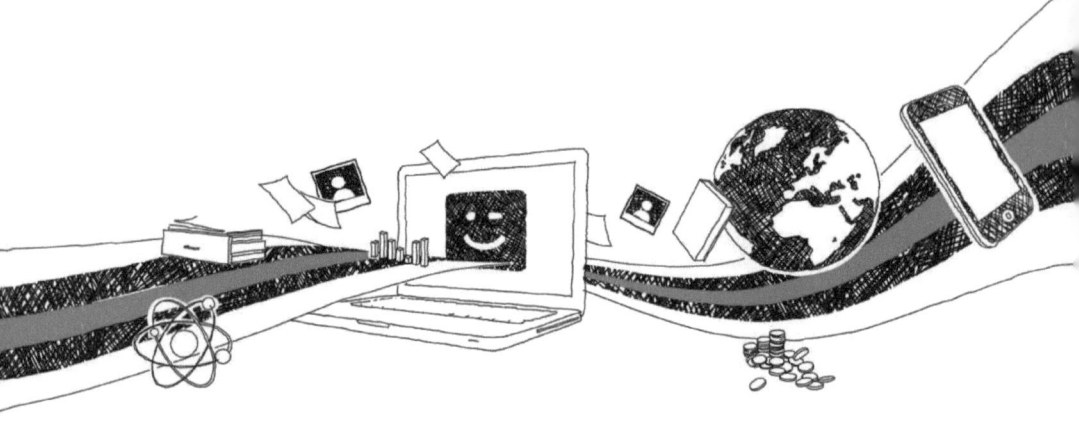

- Wir veröffentlichen Ihre Hausarbeit,
  Bachelor- und Masterarbeit

- Ihr eigenes eBook und Buch -
  weltweit in allen wichtigen Shops

- Verdienen Sie an jedem Verkauf

Jetzt bei www.GRIN.com hochladen
und kostenlos publizieren

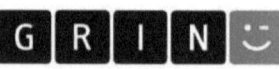